LA GOUTTE

ÉTUDIÉE PAR UN GOUTTEUX

PAR LE DOCTEUR

CH. MAX. SOREL

> « On remarque depuis quelques années, en Angleterre, que beaucoup de goutteux succombent prématurément. L'usage répété des purgatifs violents amène les troubles les plus funestes dans la santé de ces malades ! N'imprimez pas de secousses à l'économie ! Ne déplacez pas brutalement la goutte, mais atténuez avec prudence toutes ses manifestations ! Je procède ainsi et je réussis. »
>
> (WILLIAMS MARTYN, 1866.)

PARIS

AUX PRINCIPALES LIBRAIRIES MÉDICALES

PONT-SAINT-ESPRIT

(GARD)

ALBAN BROCHE, LIBRAIRE

1870

PARIS. — IMPRIMERIE DE E. MARTINET, RUE MIGNON, 2

AVANT-PROPOS

Prédisposé héréditairement à la goutte, je suis devenu goutteux à quarante ans. A peu près impotent et presque perclus, j'ai dû, six années plus tard, renoncer à la pratique de mon art. Je me suis créé des habitudes nouvelles, j'ai recommencé ma vie dans des conditions beaucoup plus modestes, et, mettant à profit des loisirs inattendus et bien peu désirés, j'ai partagé mon temps entre l'étude et les travaux manuels et horticoles.

Je crois avoir lu tout ce qui a été publié sur la goutte. J'ai pris çà et là des notes, je me suis observé très-attentivement moi-même, et depuis neuf ans je me porte très-bien. J'ai eu souvent la pensée d'abandonner la bêche et de reprendre ma lancette, car, à partir du 7 novembre 1861, je n'ai pas été alité un seul jour; mais la raison impose silence à mon cœur. Je ne veux plus être médecin, et je reste jardinier-amateur.

Toutefois, il m'a paru que je pourrais faire une œuvre utile en rapportant comment je me suis traité et comment je me suis guéri. J'ai donc repris mes notes, et, aussi bien d'après les auteurs que d'après le souvenir si présent de toutes mes souffrances passées, j'ai composé le petit mémoire que j'offre aujourd'hui au public. Je n'ai, je commence par le dire, aucune vanité d'auteur, puisque j'ai pillé un peu partout, mais j'ai la prétention de croire que je rendrai peut-être service aux malades. Seulement, m'écouteront-ils?

C'est là que le découragement vient à s'emparer de moi, car je me souviens toujours de ces paroles d'un médecin distingué : « Le goutteux est un être à part; il ne sait pas s'écouter vivre et est son propre ennemi. Lorsqu'il ne se rend pas malade en s'écartant par trop complaisamment des règles les plus élémentaires d'une sage réserve, il se médicamente avec tant de zèle et d'inintelligence qu'il aggrave ses douleurs! Le goutteux ne meurt pas, il se tue. Je voudrais cependant qu'il apprît à ne point faire trop mauvais ménage » avec la « déesse » qu'a chantée Lucien, le poëte de Samosate, et je viens, dans ce but, lui exposer quelques idées essentiellement pratiques. S'il a la velléité de se convertir, qu'il se hâte de profiter de la leçon, car je vais lui parler au nom de la science, de la vérité et de l'expérience; s'il n'a nulle envie de rompre avec ses traditionnels errements, qu'il rejette loin de lui mes *Recherches sur la goutte*, je n'écris pas pour les gens qui courent au suicide. »

Lorsque M. le docteur Legrand du Saulle, qui a étudié si consciencieusement la goutte et les goutteux, a lancé cette admonestation convaincue à toute une série de malades, il était guidé par une expérience très-grande et par une véritable philanthropie. Ses conseils ont-ils porté leurs fruits?

Il paraît cependant que le nombre des goutteux *incorrigibles* tend à diminuer. Les avertissements sans frais conduisent déjà à de sérieuses réflexions, mais les sommations avec frais appellent de promptes réformes. Ce qu'il y a de certain, c'est que si tous mes anciens compagnons de souffrance pouvaient parcourir ces quelques pages et ne pas faire plus que ce que j'ai fait, — car le mieux est l'ennemi du bien, — ils pourraient très-probablement recouvrer la santé comme moi.

Morgagni et Scudamore étaient goutteux et ont laissé une admirable description de la goutte. A défaut de l'érudition de ces illustres médecins, j'apporte modestement l'observation attentive que j'ai faite de moi-même, mon bon sens et ma bonne foi. Je n'ai sur Morgagni et Scudamore que l'avantage d'avoir pu brûler mes cannes et mes béquilles.

Une fois pour toutes, qu'on le sache bien, la goutte est une maladie rebelle, mais on peut la rendre facilement supportable. Il y a plus, on peut parfois la guérir. *Experto crede*.

Cн. M. S.

De la ferme du Mesnil-Haut, le 22 mai 1870.

LA GOUTTE

ÉTUDIÉE PAR UN GOUTTEUX

« On remarque depuis quelques années, en Angleterre, que beaucoup de goutteux succombent prématurément. L'usage répété des purgatifs violents amène les troubles les plus funestes dans la santé de ces malades ! N'imprimez pas de secousses à l'économie ! Ne déplacez pas brutalement la goutte, mais atténuez avec prudence toutes ses manifestations ! Je procède ainsi et je réussis. »

(WILLIAMS MARTYN, 1866.)

I

LE PREMIER ACCÈS DE GOUTTE.

Déjà, dans l'antiquité, la goutte avait été surnommée la *reine des maladies*. Certes, à l'état aigu, c'est bien la plus douloureuse affection dont l'humanité soit affligée ; c'est bien la plus tenace aussi ; car elle prend l'homme à l'âge adulte et ne le quitte d'ordinaire qu'au tombeau. Ainsi qu'on le verra dans ce travail, il est parfaitement possible de rendre les accès plus courts, moins intenses, et de plus en plus rares. Ce seul résultat est relativement très-considérable, mais je prouverai que l'on peut obtenir davantage encore.

Il est peu ordinaire que la goutte ne se fasse pas préalablement annoncer par des phénomènes précurseurs. On remarque, par exemple, un grand abattement, de fréquents assoupissements et des bâillements ; le sommeil est agité et troublé par des cauchemars ; l'appétit est irrégulier, tantôt insatiable, tantôt nul ; les malades se plaignent après le repas d'ardeurs à la gorge, de froid à la région de l'estomac, de malaise et d'oppression ; puis ils deviennent taciturnes, moroses et très-facilement excitables. Avant la première attaque, toutes ces circonstances passent inaperçues, mais les malades se couchent un beau soir plus gais, plus vifs, mieux portants en apparence que les jours précédents, et entre minuit et et trois heures du matin ils sont tout à coup réveillés par une souffrance qui, sept fois sur dix, siége, dans ce premier accès, au gros orteil de l'un des pieds. La douleur ressemble d'abord à toute espèce de douleur, mais bientôt elle se change en une constriction violente, avec élancements et pulsations, puis en une sensation de brûlure et de dilacération. Les patients ne trouvent point d'expressions assez énergiques pour décrire leur souffrance : ils la comparent à un clou pénétrant dans les articulations, à une tenaille pressant les membres, à un broiement entre deux pierres, aux morsures d'un chien. Quelques-uns disent qu'il leur semble qu'on leur laisse tomber sur le pied de l'huile bouillante, d'autres de l'eau tiède ; celui-ci croit qu'on lui verse du plomb fondu, celui-là qu'on lui promène un couteau dans les jointures, et ce dernier enfin qu'on enfonce un coin entre ses os !

Jusqu'à cinq ou six heures du matin le mal va ainsi en augmentant, au milieu de l'insomnie, de l'inquiétude et de la fièvre. Souvent, entre six et sept heures du matin, une douce transpiration survient ; l'acuité des symptômes diminue, et le malade, dont la fatigue est extrême, peut s'endormir de nouveau. Dans les cas les moins graves, surtout dans les premières attaques, ces souffrances décroissent, se suspendent un peu ou tout à fait pendant le jour, et ne redeviennent plus ou moins violentes que de minuit à six heures du matin ; puis il en est ainsi durant plusieurs jours. Mais quand les attaques sont intenses, il y a à peine quelques instants de rémission le matin, et la soirée n'est pas encore venue que déjà l'exaspération de la douleur réapparaît !

L'orteil se colore peu à peu : il devient luisant comme une pelure d'oignon et rouge comme une pivoine. Si l'on touche du bout du doigt le sommet de l'articulation malade, on détermine une horrible souffrance, et si l'on promène sa main sur tout le pied pour chercher à délimiter le siége du mal, on ne tarde pas à reconnaître du gonflement au cou-de-pied. La coloration devient ensuite moins foncée ; la teinte, si vive la veille ou l'avant-veille, pâlit ; la douleur diminue, puis l'accès cesse et tout disparaît. Les articulations restent cependant roides et molles pendant quinze ou vingt jours ; elles manquent de souplesse, de flexibilité, et les malades disent au médecin qu'ils ont des *pieds de coton*, qu'ils ont la marche incertaine, et qu'il leur semble que leur chaussure est de beaucoup trop large.

II

ACCÈS CONSÉCUTIFS. — DÉFORMATIONS GOUTTEUSES.

J'ai esquissé la manifestation initiale de la goutte, et j'ai supposé qu'elle frappait inopinément un homme jeune ; mais plus tard les choses ne se passent plus avec cette simplicité classique : la maladie s'attaque à deux jointures à la fois, aux deux pieds, à un pied et à un genou, aux deux mains, à un pied et à un poignet, etc., etc. Une série de phénomènes analogues aux précédents s'établit, et les accès peuvent se prolonger ainsi pendant trois mois et même davantage. C'est là ce que les auteurs ont appelé la *chaîne des accès*.

Les premières manifestations ou les recrudescences goutteuses se remarquent de préférence aux deux principaux changements de saison, au mois de mars et au mois de novembre. Le fait existe, je le constate, mais je n'en hasarderai point l'explication.

Après la cessation de la goutte aiguë, la plénitude de la

santé reparaît, mais on voit cependant plus d'un malade con-
server pendant toute sa vie, après une première attaque, de
graves engorgements articulaires.

La goutte régulière chronique se déclare habituellement
vers l'âge de cinquante ou de cinquante-cinq ans. Mais si des
accidents aigus sont survenus chez un malade encore très-
jeune, il n'est pas extraordinaire, par exemple, de le voir en
proie, à trente-cinq ou quarante ans, à toutes les souffrances
ordinaires de l'état chronique, surtout si le sujet a manqué
de patience, s'il a trop tracassé sa goutte, s'il en a prématurément supprimé les évolutions, et s'il n'a point observé les
conditions d'hygiène, de régime et de diète sur lesquelles
j'insisterai bientôt.

Érasme écrivait à son ami : « J'ai la néphrétique et tu as
la goutte ; nous avons épousé les deux sœurs. » Beaucoup de
goutteux, en effet, finissent par avoir la gravelle et par en-
durer de temps à autre les exquises douleurs de la colique
néphrétique, qui provoque une horrible agitation, d'affreuses
secousses et d'incoercibles vomissements. Trop souvent sou-
mis à l'usage non interrompu du bicarbonate de soude ou de
l'eau de Vichy, ces malades-là finissent, au bout de six mois
ou d'un an, par avoir une santé extrêmement délabrée et par
se faire beaucoup de mal. C'est alors qu'ils rentrent chez eux
et que les médecins ont la mission de réparer les outrages
d'une médication intempestive et dangereuse.

Il se développe fréquemment sur les parties latérales des
articulations des doigts ou des orteils de petites protubé-
rances, des saillies non arrondies, polygonales, à bords
mousses, qui déforment ces articulations et les déjettent parfois, de manière à luxer les doigts ou les orteils. Casimir De-

lavigne a très-bien indiqué ces nodosités particulières lorsqu'il a écrit les vers que voici :

> On porte envie au pontife romain :
> Son front gémit sous la triple couronne,
> Son corps glacé sous la pourpre frissonne.
> Les saintes clefs lassent sa faible main,
> L'ennui l'assiége, et la goutte assassine,
> Rongeant les nœuds de ses doigts inégaux,
> Va se coucher sous la bague divine
> Dont la vertu guérit de tous les maux.

Les tophus sont composés d'urate de chaux et de phosphate
de chaux. Ils étaient très-anciennement connus, et l'on
trouve dans le grand *Dictionnaire de médecine* l'histoire
d'un goutteux qui rendit une telle quantité de craie qu'on
avait pu lui en construire un tombeau ! Un autre, du nom
de Gordius, avait préparé pour le sien l'épitaphe suivante :

> Nomine reque duplex ut nodus *Gordius* essem.

Il ne faut évidemment attacher aucune importance à toutes
ces exagérations.

Quand les tophus restent longtemps, ils usent la peau, et
alors les malades, armés d'un cure-dent ou de la pointe d'un
canif, s'épluchent soigneusement, collectionnent de la craie,
et montrent à l'occasion toutes leurs petites boîtes.

III

CAUSES. — HÉRÉDITÉ. — DÉFAUT D'EXERCICE.

Les causes auxquelles on peut attribuer l'invasion de la goutte sont multiples. Les individus qui sont le plus exposés à contracter cette affection sont en général doués de muscles puissants, ont une grosse tête, de larges épaules, une poitrine saillante et un abdomen proéminent. On rencontre sans doute quelques goutteux fluets et maigres, mais parmi eux plusieurs ont été auparavant pléthoriques et obèses, et l'hérédité a fortement agi sur les autres.

Dès la plus haute antiquité, la transmission de la goutte par la voie générative a été admise. L'homme étant essentiellement modifiable et perfectible par lui-même, la transmission ne s'effectue pas d'une manière fatale. Nous pouvons, à force d'efforts, parvenir à l'amélioration de notre organisation et perpétuer chez nos descendants des qualités physiques acquises ; nous pouvons également dégénérer et léguer à notre race le cachet indélébile de notre propre déchéance. Il n'y a rien d'absolu quant à la goutte : la filiation morbide ne s'établit pas en vertu d'une loi mathématique. La prédisposition héréditaire exige d'ailleurs, pour se faire sentir, l'action déterminante de quelques-unes des causes qui ont amené la maladie chez les parents. Or, ne peut-on pas prévenir cette influence et se soustraire par une hygiène appropriée à l'ensemble de ces circonstances étiologiques?

Que l'on se rappelle pour un instant le court apologue de La Fontaine intitulé : *la Goutte et l'Araignée*. Craignant les médecins qu'elle aperçoit dans les palais, la goutte choisit d'abord pour habitation une cabane,

> S'étend à son plaisir sur l'orteil d'un pauvre homme,
> Disant : « Je ne crois pas qu'en ce poste je chôme. »

Mais elle s'y trouve très-malheureuse, parce qu'elle est toujours en campagne.

> Son hôte la menait tantôt fendre du bois,
> Tantôt fouir, houer.....

L'araignée, de son côté, était maltraitée dans les palais. Elles changent alors de gîte.

> La goutte, d'autre part, va tout droit se loger
> Chez un prélat, qu'elle condamne
> A jamais du lit ne bouger.

L'opinion scientifique la mieux établie sur la goutte consiste à admettre que c'est une maladie qui sévit de préférence sur les individus qui ne se livrent pas à un exercice corporel suffisant, à un travail physique assez énergique, eu égard à leur conformation héréditaire ou acquise. Il en résulte que les aliments ingérés ne se trouvent pas, soit par leur qualité, soit par leur quantité, dans un rapport convenable avec les dépenses habituelles de l'organisme. Les aliments alors, après s'être assimilés, ne servent plus seulement à l'entretien de l'économie, à la réparation des forces, au maintien de la santé ; et, en se désassimilant, ils ne sont plus successivement éliminés par les divers émonctoires. Il en reste une certaine proportion dans le sang, et un composé chimique peu soluble, l'*acide urique*, se forme et s'accumule peu à peu. De là aux manifestations goutteuses et graveleuses, il n'y a pas loin.

L'homme qui aime et recherche la bonne chère n'a pas besoin pour marcher droit à la goutte de lester tous les jours son estomac d'une abondante nourriture ; il lui suffit d'ingérer habituellement des aliments succulents, renfermant sous un petit volume une forte proportion de matériaux nutritifs et très-peu de substances réfractaires à la digestion. Ceux, au contraire, qui ne font usage que d'aliments grossiers et peu réparateurs, mais qui mangent beaucoup, finissent par arriver identiquement au même résultat.

Plutarque a rappelé que « Platon nous admonestoit sagement de ne remuer et n'exercer point le corps sans l'âme, ny l'âme sans le corps, ains les conduire également tous deux, comme un couple de chevaux attelez à un mesme timon ensemble ». Cette règle est constamment négligée. Cependant les individus prédisposés à la goutte ne devraient jamais perdre de vue qu'un exercice énergique produit un

rapide appel de sang dans le système musculaire, qu'il con-
tribue puissamment à l'équilibre et à l'harmonie de toutes
les fonctions, à la conservation générale des forces, des organes et des facultés, et qu'il y va enfin de leur salut de
savoir prudemment combiner les travaux corporels avec les
études de l'esprit.

Arétée avait déjà reconnu que le repos du corps et les longs
travaux de l'esprit étaient susceptibles de déterminer cette
affection chez les gens les plus sobres et les plus réservés en
toutes choses. Galien avait fait la même observation.

La goutte est très-rare chez les Turcs et les habitants des
Antilles. Les boissons aromatiques, telles que le café et le
thé, n'auraient donc point une influence trop pernicieuse, à
la condition, toutefois, d'ingérer une très-notable portion
d'eau aux repas ou entre les repas.

IV

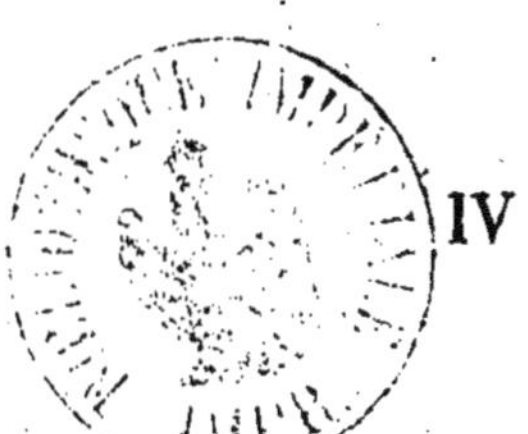

UN GOUTTEUX PEUT-IL PRENDRE DES BAINS?

Les goutteux ont une aversion marquée pour les bains;
mais, il faut bien le dire, si les bains sont généralement ré-
putés nuisibles, c'est qu'on ne sait pas les prendre. Pour
qu'un bain devienne un moyen profitable au goutteux, il faut
que le malade ne reste dans sa baignoire que de quinze à
trente minutes; que, rapidement essuyé au moyen de linges
rudes, secs et chauds, si la température l'exige, il soit ensuite
placé nu entre deux draps ou deux couvertures de laine, suivant la saison, et que, sans trop le découvrir, on lui pro-
digue, ou mieux qu'il se fasse lui-même de vigoureuses frictions sur toutes les parties du corps qui ne sont le siége
d'aucune douleur. On doit se servir pour cela d'étoffes gros-
sières, de toiles turques, de gants ou de sangles de crin, de
brosses de caoutchouc. Puis, aussitôt habillé, le malade doit
aller faire une longue course, monter à cheval, faire des

2

armes ou de la gymnastique, ou faire une promenade en voiture. Il va sans dire qu'il n'est ici question que du goutteux *jeune et en dehors des accès*.

Un bain aussi court, suivi de semblables frictions et d'exercice, communique une activité plus grande, une énergie plus accentuée, aux diverses fonctions de la surface cutanée, accélère et augmente les excrétions, et place le goutteux dans des conditions relativement excellentes. Si, au contraire, les malades prennent un bain d'une heure, se vêtent lentement et rentrent dans leur appartement ou se couchent, ils suivent une médication qui peut n'être pas exempte de quelques légers périls, mais qui ne justifie pas, dans tous les cas, une abstention radicale.

V

HYGIÈNE DES GOUTTEUX.

Il est bien fâcheux que les médecins soient si peu d'accord sur les recommandations générales qu'il importe de faire aux goutteux, à propos des soins hygiéniques et préventifs que réclame leur état de santé. Lorsque je me trouvai dans la presque impossibilité de continuer à exercer la médecine, je vins à Paris, et j'y consultai MM. les docteurs Rayer, Cruveilhier, Velpeau, Trousseau, Grisolle, Rostan et Jobert (de Lamballe), qui avaient été mes maîtres autrefois. J'allai les voir le matin, dans les hôpitaux, et dans la journée, chez eux. Ils me donnèrent tous de bonnes paroles, et m'envoyèrent les uns aux eaux de Contrexéville ou de Vichy, les autres à celles de Plombières ou de Wiesbaden, et me recommandèrent de vivre sobrement, de faire de l'exercice, — et, à ce moment, je ne marchais que très-péniblement, avec l'aide indispensable de deux cannes, — et de me garer des liqueurs antigoutteuses comme des poisons les plus dangereux qui existent.

En apprenant que j'avais souvent fait usage de la liqueur ***, M. Trousseau s'emporta vivement et me tint ce langage :

« Le colchique est la base de tous ces arcanes, d'une effi-
» cacité prétendue merveilleuse, dont la plupart des malades
» font abus.

» Administré sous la forme de teintures ou de liqueurs,
» d'élixirs, de sirop, de dragées, portant invariablement le
» nom de l'industriel qui s'en attribue l'invention, et dont
» on voit chaque jour l'impudent étalage à la quatrième
» page des grands journaux, le colchique soulage très-sou-
» vent, enraye même l'accès ; mais un résultat aussi prompt
» ne s'obtient qu'aux dépens des voies digestives, violem-
» ment éprouvées par la médication.

» D'ailleurs, *dolorem lenire non est podagram curare*,
» comme a fort bien dit Van Swieten. Que les attaques de
» goutte se répètent, et ce ne sera jamais sans péril que l'on
» ira si souvent infliger à des organes qui constituent en
» somme la place d'armes de la santé générale une dériva-
» tion d'une aussi excessive brutalité. L'alanguissement causé
» par ces troubles fonctionnels provoqués sera remplacé au
» bout d'un certain temps par de l'inappétence et une grande
» maigreur, et une lésion des voies gastro-intestinales pourra
» finir par amener la mort d'un malade qui eût pu conti-
» nuer à vivre avec la goutte, s'il n'avait préféré se suicider
» en prenant un remède soi-disant appelé à la guérir !

» Les accès de goutte sont sans doute supprimés par le
» colchique ; mais ils reviennent plus douloureux que ja-

» mais, et se rapprochent de plus en plus, à moins que les
» malades ne prennent des précautions infinies, mais ce
» n'est pas ce qui arrive d'ordinaire. Les goutteux, leur
» attaque avortée, se rient de la goutte, et recommencent de
» plus belle leur vie de plaisirs et d'excès ; mais, comme il y
» a un terme à tout, ils finissent par succomber, et cela
» d'autant plus rapidement qu'ils ont tracassé avec plus de
» maladresse une affection qu'ils auraient dû savoir sup-
» porter.

» Mettez-vous en garde contre tous les spécifiques ; ils
» renferment sans exception des préparations de colchique
» ou de la vératrine. Les inventeurs cachent soigneusement
» leur formule, et s'ils viennent à avoir des démêlés avec la
» justice et qu'ils soient forcés de la publier, ils avouent tout,
» excepté le colchique. Pouvez-vous d'ailleurs vous servir
» en conscience d'un médicament dont la composition vous
» est inconnue ? Consentirez-vous enfin à vous faire les com-
» plices de charlatans qui ont mystérieusement associé dans
» leurs liqueurs des substances dont l'énergie est capable de
» causer la mort ? »

Cependant, sur mon désir formel de faire quelque chose,
lorsque j'étais en proie à mes intolérables souffrances, et
bien résolu d'ailleurs à profiter de la leçon sévère, mais si
juste, que je venais de recevoir, M. Trousseau me conseilla
de prendre de temps en temps des pilules d'extrait de digitale et de sulfate de quinine. Lorsque je songe combien m'a
été profitable ce simple avis que me donna l'illustre professeur
de l'Hôtel-Dieu, et que me répéta, quelques mois plus tard,
l'un de ses meilleurs élèves, je ne peux que me féliciter d'avoir
été, — quoique médecin, — un malade obéissant et ponctuel.

Après avoir quitté Paris, j'allai attendre chez moi la belle saison. J'y fus pris d'une colique néphrétique, et dès que l'été fut venu, je me rendis à Contrexéville. J'y fus traité par M. le docteur Legrand du Saulle, qui était alors presque au début de sa carrière, mais qui est devenu depuis médecin d'un grand hôpital à Paris. Il m'a soigné avec le dévouement le plus affectueux, le plus éclairé et le plus désintéressé. Les eaux de Contrexéville me guérirent radicalement de la gravelle, mais elles n'eurent à peu près aucune influence sur la goutte, bien que j'aie rencontré un certain nombre de goutteux réellement améliorés par l'usage de ces eaux.

Lorsque je partis, je priai M. Legrand du Saulle de vouloir bien me rédiger un programme de vie, une sorte de règle de conduite, et voici en quels termes généraux il motiva son avis médical :..... « Les goutteux ont la mauvaise habitude, afin de se préserver des changements de température et de l'humidité, de se couvrir outre mesure et de se charger de laine. Ils feraient bien mieux d'accoutumer peu à peu leur corps à réagir facilement contre le froid, et de s'habituer, au commencement de l'été, aux lotions tièdes, puis fraîches et enfin froides. L'hydrothérapie *mitigée* fournit réellement quelques résultats favorables, surtout chez les sujets encore jeunes et valides.

» L'hygiène préventive de la goutte consiste en grande partie à proportionner la quantité et la qualité des aliments et de la boisson à la dépense usuelle de l'organisme. Il ne faut pas, en un mot, qu'il y ait *excès de recettes sur les dépenses.*

» Que le goutteux se rende donc à lui-même le service, l'immense service, de dépenser physiquement : qu'il se promène, qu'il bêche son jardin, qu'il scie du bois, qu'il frotte le parquet de son appartement; qu'il adopte un genre de vie convenable et des habitudes réglées; qu'il évite une alimentation principalement composée de viandes et dédaigne moins les végétaux frais, les herbes, les légumes verts, les fruits rouges et aqueux, etc.

» Les circonstances m'ont permis d'observer un très-grand nombre de goutteux; eh bien, je déclare que le médecin, avec de la probité et du bon sens, arrive à des résultats relativement très-sérieux. Pour cela, il faut, en dehors des attaques, intervenir avec une hygiène d'une logique inflexible; puis, en face d'accidents aigus ou chroniques, et quand des raisons impérieuses obligent à agir, il faut descendre dans l'intimité de la constitution du malade, apprécier le caractère des aptitudes qui lui sont propres, combattre le symptôme au fur et à mesure qu'il se présente, savoir donner à l'un du quinquina, à l'autre des alcalins; à celui-ci des sels de lithine, à celui-là du valérianate d'atropine ou de la narcéine. L'homme de l'art doit spécialiser et faire jeter devant lui les spécifiques et les drastiques par la fenêtre. Il n'existe pas un remède unique et identique contre une maladie qui frappe tant d'individus différents et dans des conditions si opposées. A chacun sa nuance morbide, à chacun sa prescription personnelle.

» Toutefois, chez un grand nombre de malades atteints de goutte aiguë et même chronique, j'ai prescrit, à l'imitation de mon maître, M. Trousseau, des préparations d'extrait de digitale et de sulfate de quinine, et je dois reconnaître que dans la grande majorité des cas j'en ai très-sincèrement retiré de bons effets. »

Il ne me reste plus maintenant qu'à montrer les résultats des conseils si sages que m'avait donnés le docteur Legrand du Saulle, car si je me porte aussi bien, c'est certainement à M. le professeur Trousseau et à lui que je le dois.

Je m'étais sans cesse appliqué à lire et à relire Hippocrate, Boerhaave, Ambroise Paré, Sydenham, Musgrave, Morgagni, Scudamore, Van Swieten, Cullen, Etmuller, Garrod, Réveillé-Parise, Prunelle et tant d'autres dont les noms sont autant de gloires pour la science, mais — et je suis réellement fâché d'en faire l'aveu — je n'avais pas trouvé dans toutes mes recherches de conseils vraiment pratiques. En causant dix minutes avec Trousseau, j'en ai plus appris qu'en consacrant dix ans à la lecture des auteurs. Un très-bon médecin est un homme admirable, mais que le public ne s'en doute donc guère!

VI

TRAITEMENT DE LA GOUTTE.

Sydenham et, à sa suite, tous les sceptiques, ont prétendu que la douleur était le meilleur remède ! J'en demande bien pardon à tous ceux qui ne croient à peu près à rien, mais je me suis pendant longtemps résigné platoniquement à souffrir et je n'en ai pas été plus avancé. Je remarquais, au contraire, que mes accès étaient de plus en plus longs, et que, dans les intervalles des crises, mes articulations étaient de moins en moins souples. Je n'étais pas non plus sans m'apercevoir que, par la continuation de la douleur, mon système nerveux devenait très-facilement irritable, que mes fonctions diges-tives étaient à chaque instant frappées de langueur, que je maigrissais, que mes traits s'altéraient et que je perdais de plus en plus toute aptitude au travail intellectuel.

Ne voulant à aucun prix terminer si prématurément et si misérablement mon existence, je résolus alors, comme je l'ai dit déjà, de renoncer à la pratique de la médecine, — d'autant plus que je me traînais avec peine auprès de gens beaucoup moins malades que moi, — et de ne plus m'occuper que de l'amélioration de mon état de santé. C'est alors que je me rendis à Paris, afin d'y consulter les princes de la science, et que j'allai, deux ou trois mois plus tard, aux eaux de Contrexéville.

Une fois de retour de ces voyages, je m'installai définitivement à la ferme du Mesnil-Haut. Je dépouillai tout à fait l'enveloppe extérieure du médecin, je me doublai d'égoïsme et je commençai à m'observer et à me traiter.

Je ne saurais entrer dans tous les détails de ma vie de paysan, mais je signalerai cependant les circonstances suivantes : j'avais des séries d'accès de goutte, pendant lesquelles toutes mes articulations se prenaient tour à tour depuis les clavicules jusqu'au bout des doigts et des orteils ; j'avais simultanément de l'oppression asthmatique, de la difficulté et de la douleur en urinant, de la constipation, de la fièvre tous les soirs, un sommeil nul ou très-agité et un agacement nerveux indéfinissable. Je fis usage de deux, de trois, de quatre et même de cinq petites pilules spéciales à l'extrait de digitale et au sulfate de quinine (1), pendant les vingt-quatre heures, et il me sembla que le calme reparaissait, que je respirais mieux, que je souffrais moins et que je n'avais plus surtout cette tristesse profonde et ces envies de pleurer

---

(1) Ces pilules spéciales à l'extrait de digitale et au sulfate de quinine sont extrêmement employées en Angleterre et elles commencent à être très-connues en France. On les désigne sous le nom de *Pilules anti-goutteuses de Palmerston*. Elles sont très-efficaces et tout à fait inoffensives. — Dépôt à la pharmacie Lebrou, rue Richelieu, 16, à Paris.

qui s'emparaient si souvent de moi sans motifs. L'accès fébrile du soir vint à s'éloigner d'abord, puis à cesser.

A peine m'étais-je remis cette première fois que je ne tardai pas à retomber. Nouveau recours à la médication antécédente, nouvelle amélioration produite. Je quittai mon lit pour prendre des béquilles et j'abandonnai mes béquilles pour me servir de cannes.

En réfléchissant à la situation qui m'était faite, je me disais ceci : la digitale régularise la circulation et ramène mon pouls à la normale, en même temps qu'elle abat la souffrance ; et, d'autre part, le sulfate de quinine dominant efficacement l'élément goutteux, atténue, abrége et éloigne les accès. Si j'arrive à avoir d'assez longs intervalles entre mes crises, je pourrai réparer et me refaire en quelque sorte une autre constitution. C'est ce qui est à peu près arrivé.

Au bout de deux ans de traitement, je n'avais plus que quatre accès de goutte par an. Chaque accès était isolé et ne durait guère que de dix à quinze jours. J'imaginai alors de prendre mes pilules de digitale et de quinine quinze jours ou un mois avant l'époque supposable de la crise, et j'arrivai ainsi à reculer d'abord les échéances morbides, puis, le temps aidant, à les supprimer tout à fait.

Décidément Held avait été dans le vrai en affirmant cette opinion : *Cortex peruvianus in podagra divinum est remedium*. Et Trousseau, d'autre part, avait bien jugé la situation, lorsqu'il a dit : « L'extrait de digitale associé au sulfate de quinine conjure les douleurs de l'attaque de goutte et abrége les accès bien plus sûrement que ces drogues pernicieuses connues sous la dénomination de divers arcanes. »

Je me mis concurremment à marcher, à jardiner, à chasser

modérément, à faire de la menuiserie, à scier du bois, à boire deux litres par jour de tisane de chiendent et de réglisse, à manger à peu près de tout à mes repas, à ne boire que de l'eau rougie et à prendre du café à l'eau, — mais sans eau-de-vie, — deux fois par jour, et ma santé est devenue définitivement excellente.

J'avais presque failli une année — plutôt par désœuvrement que par besoin réel — me rendre aux eaux de Vichy. Heureusement, je n'y allai point, et si je dis *heureusement*, c'est que j'ai lu ce passage suivant des leçons si remarquables de Trousseau :

« Déjà, dans le siècle dernier, on avait préconisé les lessives lithontriptiques contre la gravelle et la goutte, et indiqué l'usage des alcalins. Van Swieten recommandait même les eaux de Carlsbad. Vous savez enfin jusqu'à quelle frénésie on a poussé dans ces derniers temps l'emploi des eaux minérales de Vals, de Vichy et de Carlsbad. Mon opinion est qu'il n'existe pas dans le monde une médication plus dangereuse que celle-là. J'ai certainement vu, pour ma part, plus de cinq cents goutteux ayant été à Vichy et s'en étant horriblement mal trouvés, et je ne sais pas en revanche si mes souvenirs me retraceraient quelques cas isolés d'amélioration réelle. Les eaux si fortement alcalines sont inconsidérément prescrites par les médecins, et elles sont sottement prises par les malades : le péril qui en résulte est trop souvent irrémédiable. M. Prunelle, qui a longtemps exercé la médecine à Vichy et avec un grand succès, a été le premier à signaler les déplorables conséquences du traitement de la goutte par les alcalins *intus et extra*.

« Le médecin actuellement le plus occupé de Vichy pense,

il est vrai, que les eaux de ces thermes célèbres sont utiles aux goutteux, mais dans une mesure très-restreinte, et c'est ainsi qu'il n'en conseille jamais l'usage pendant plus de dix ou douze jours de suite. La saturation alcaline lui apparaît effectivement comme une expression phénoménale d'une très-haute gravité, et capable de tuer en provoquant inopinément l'apparition d'une goutte atonique et viscérale. Que d'exemples semblables n'a-t-il pas vus (1) ! »

Je renonçai donc à mon voyage à Vichy. Que l'on vienne dire maintenant que la peur est mauvaise conseillère !

Mon sentiment intime, il faut bien que je le dise, est que je dois une partie de ma réhabilitation physique à ce fait que j'ai complétement divorcé avec les purgatifs, les drastiques, l'élixir de ***, le sirop de ***, la liqueur *** et tous les antigoutteux, et tous les remèdes secrets. Combien Trousseau avait raison ! Je marchais tout droit à ma perte, et, pour un accès de goutte que je parvenais quelquefois à faire avorter, grâce à l'un de ces moyens aussi violents que malsains, je prenais sur ma santé future et sur la durée possible de mon existence une lourde hypothèque. Je grevais étourdiment l'avenir. Je n'allais pas tarder à mourir dans le marasme, et je vis satisfait et heureux !

On m'avait vu perclus, on me voit alerte, et, dans la contrée que j'habite, je suis passé à l'état de phénomène. On m'a fait raconter mon histoire, et comme il est nécessaire que les bonnes choses se sachent, je viens de l'écrire une fois pour toutes, ce qui va désormais me dispenser totalement de répondre à toutes les lettres et sollicitations des

____

(1). *Gazette des hôpitaux*, 1861.

malades. **Je dépose la plume dont** je sais si peu me servir, et je reprends ma bêche, **mon rabot ou mon** fusil. Que l'on me taxe, si l'on veut, d'originalité, je ne **dirai pas non,** mais je désire que l'on reconnaisse au moins en moi un **bourru** bienfaisant. A la loterie, j'ai gagné un gros lot, et je voudrais maintenant qu'il n'y eût plus que des lots gagnants pour les goutteux.

Plus qu'un mot. Il reste bien entendu que je ne préconise contre la goutte que la force de volonté, le bon sens et l'hygiène, et que je ne reconnais d'action thérapeutique éminemment utile — et absolument inoffensive — qu'à l'association combinée de l'extrait de digitale et du sulfate de quinine, telle qu'elle existe, par exemple, dans les pilules de Palmerston.

Le hasard est quelquefois bien singulier. Les journaux de Londres nous apprenaient, il y a quelques années, la mort d'un des plus illustres hommes d'État de l'Angleterre, de lord Palmerston, qui venait de terminer sa carrière, à l'âge de quatre-vingt-quatre ans, alors que sa verdeur apparente et la conservation de sa très-haute intelligence semblaient faire présager chez lui une existence plus longue encore. Goutteux depuis près d'un demi-siècle, il avait succombé aux suites rapides d'une fluxion de poitrine. Or, sait-on comment l'éloquent pair d'Angleterre et d'Irlande traitait ses accès de goutte et arrivait à vivre en bonne intelligence avec son puissant ennemi ? Un recueil médical anglais l'a dévoilé : « il travaillait beaucoup, mais vivait sobrement, prenait de l'exercice et s'administrait lui-même à sa guise, et lorsqu'il en reconnaissait le besoin, une préparation pharmaceutique contenant de la digitale et de la quinine. »

Ainsi donc, tout est possible, même l'impossible. On a réputé la goutte une maladie incurable, et si les exemples de guérison radicale ne sont pas très-nombreux encore, du moins peut-on arriver à humaniser tellement la goutte qu'elle devienne simplement un accident purement temporaire, un malaise éphémère, une contrariété d'un jour. Je dis ce que je pense, et j'ai pensé ce que j'ai dit.

TABLE DES MATIÈRES

Paris. — Imprimerie de E. MART.NET, rue Mignon, 2.